AF511471

(AUS DER SAN.-RAT DR. EDEL'SCHEN HEILANSTALT ZU CHARLOTTENBURG.)

ZUR KLINISCHEN BRAUCHBARKEIT DER LANGE'SCHEN GOLDSOLREAKTION IN DER PSYCHIATRIE.

INAUGURAL-DISSERTATION

ZUR

ERLANGUNG DER MEDIZINISCHEN DOKTORWÜRDE

AN DER

KGL. FRIEDRICH-WILHELMS-UNIVERSITÄT
ZU BERLIN

VON

ARTHUR GLASER,
MED.-PRAKT.
AUS GR.-WARTENBERG IN SCHLESIEN.

TAG DER PROMOTION: 5. MAI 1914.

LEIPZIG,
VEIT & COMP.
1914.

Gedruckt mit Genehmigung der Medizinischen Fakultät der Universität Berlin.
Referent: Geh. Medizinalrat Prof. Dr. Bonhoeffer.

Diese Arbeit erscheint im
Neurologischen Centralblatt. Bd. XXXIII. 1914.

Druck von Metzger & Wittig in Leipzig.

Die Untersuchung der Zerebrospinalflüssigkeit ist in den letzten Jahren zu einem unentbehrlichen Faktor in der psychiatrischen Diagnostik geworden. Technisch hat sich seit QUINCKE's Veröffentlichung im Jahre 1891 nichts Wesentliches geändert. Es wird zwischen dem 3. und 4. Lendenwirbel, etwa 1 cm von der Spinallinie entfernt, auf der die beiden Spinae iliacae anteriores superiores verbindenden Linie punktiert. Statt der dicken und plumpen Stahlnadeln empfehlen sich die nicht rostenden Platinkanülen, die nur 1 mm dick, sehr fexibel und grazil gebaut sind und beim Eingehen in die Haut kaum wesentlichen Schmerz verursachen, so daß man ohne Lokalanästhesie auskommt. Außerdem hat man den Vorteil, daß, selbst bei unruhigen Kranken, die aus solchem Material gefertigten Nadeln nicht abbrechen können. Ob man besser den Patienten sitzen oder liegen läßt, ist noch eine strittige Frage. SCHÖNBORN z. B., der erste Propagator der Methode, punktiert im Sitzen, da er es für technisch einfacher hält. Im Liegen, meint er, wiche man eher von der Richtung ab. Andere wiederum empfehlen, im Liegen zu punktieren. Beim Sitzen wären die Gefahren größer, der Liquor stände unter zu starkem Druck, fließe zu rasch ab, und so entständen leicht Druckdifferenzen. Hier in der Anstalt wird in den Fällen, bei denen Tumorverdacht nicht vorliegt, stets im Sitzen punktiert, ohne daß je bedenkliche Folgeerscheinungen beobachtet wurden. Überhaupt sind über Reizerscheinungen nach Punktionen Meinungen und Zahlenangaben ganz verschieden. Während z. B. HAUPTMANN besonders betont, daß er Folgeerscheinungen nur bei psychisch Gesunden fand, gibt SCHÖNBORN an, sie gerade bei Psychosen gesehen zu haben. Praktisch kann man jedenfalls, wenn es sich nicht um Tumoren, besonders solche der hinteren Schädelgrube, handelt, bei tadelloser Asepsis die Gefahr gleich Null setzen, allerdings empfiehlt es sich im allgemeinen, den Patienten nach der Punktion einen Tag Bettruhe halten zu lassen.

Von den Untersuchungen steht zeitlich an der Spitze die Druckmessung. Die mit der bis jetzt bekannten Methodik ausgeführte Druckmessung ist etwas umständlich, erfordert relativ viel Liquor und gibt im allgemeinen außer bei den Tumorfällen, bei denen gerade wegen der gefährlichen Druckdifferenzen die übliche Methodik nicht anwendbar ist, kaum diagnostisch wertvolle Aufschlüsse. Denn wir wissen, daß leichte Drucksteigerungen im Liquor durch allerlei, zum Teil noch unbekannte, bei der Diagnostik jedenfalls häufig noch nicht in Betracht kommende Ursachen erzeugt sein können, müssen uns also hüten, kleine Drucksteigerungen diagnostisch zu verwerten.

Weit wichtiger als die Beurteilung der Spinalflüssigkeit mit bloßem Auge ist die mikroskopische Untersuchung, speziell die Zytodiagnostik. Schon 1904 erklärte Simerling die Pleozytose für ein Frühsymptom der Paralyse und behauptete, sie sogar bei sekundärer Lues oft gefunden zu haben. Neuere Untersucher bestätigten das und betonten besonders, daß sie bei Lues II mit Kopfschmerzen oft Lymphozytose im Liquor fanden. Es ist die Vermutung ausgesprochen worden, daß die Pleozytose der Luetiker möglicherweise der Ausdruck eines zur luetischen bzw. metaluetischen Infektion disponierten Nervensystems sei. Wenn sich dies bewahrheitete, dann hätten wir in der Zytodiagnostik vielleicht das ersehnte Mittel, den „präformierten Metaluiker" zu finden und entsprechend zu behandeln. Natürlich ist das heute nur Vermutung. Hier kann nur die methodische Sammelforschung und die jahrelange Beobachtung derartiger Fälle befriedigende Auskunft geben. Der mikroskopischen Untersuchung schließen sich die serologische, chemische, bakteriologische an. Von serologischen Untersuchungsmethoden ist heute die Wassermannsche allgemein im Gebrauch. Wir wissen, daß die Wassermannsche Reaktion der Spinalflüssigkeit bei Paralyse in 100%, bei Tabes in 90 bis 95% positiv ausfällt, während sie z. B. bei behandelter Lues cerebri negativ sein kann. Sehr verfeinert wurde die Reaktion durch die Auswertungsmethode nach Hauptmann.

Die bakteriologische Untersuchung der Spinalflüssigkeit beansprucht relativ selten das psychiatrische Interesse.

Auf sehr vielen Wegen hat man chemisch der Zerebrospinaldiagnostik beikommen wollen. So hat man viel auf Abbauprodukte, besonders Cholin, gefahndet. Aber die Untersuchungen ergaben, daß Cholin in nachweisbarer Menge nicht vorkommt. Die einzigen chemischen Untersuchungsmethoden, die bisher praktische Bedeutung erlangt haben, sind die Eiweißreaktionen.

Im normalen Liquor ist nach der Angabe Siemerling's 0,2 bis 1‰ Eiweiß, und zwar Serumglobulin, vorhanden. Bei pathologischen Prozessen im Zentralnervensystem steigt der Eiweißgehalt, und zwar finden sich außer dem vermehrten Globulin auch Albumin, vielleicht mitunter auch Albumosen. Es lag also nahe, die Eiweißvermehrung festzustellen, um so organische Erkrankungen zu diagnostizieren. Die Zahl der angegebenen Eiweißreaktionen ist Legion. Fast alle in der Urinuntersuchung üblichen Methoden übertrug man auf die Untersuchung der Spinalflüssigkeit. Abgesehen von der Nisslschen Gesamteiweißmengenbestimmung hat sich keine recht praktisch bewährt. Vor allem hat sich herausgestellt, daß eine genaue quantitative Eiweißbestimmung unnötig ist, da die Eiweißmenge nicht der klinischen Schwere eines Falles parallel geht. Die einzige allerdings qualitative Eiweißreaktion, die sich allgemeinere Geltung verschafft hat, ist die von Nonne und Apelt angegebene Ausfällung mit heiß gesättigter neutraler Ammoniumsulfatlösung, eine Verbesserung der von Quillan und Parrant lange empfohlenen Ausfällung mit gesättigter Magnesiumsulfatlösung.

Nonne und Apelt betrachten die Reaktion als Probe auf Globuline. Heute meint man, daß auch Nukleoproteide nachgewiesen werden. Klinisch bedeutungsvoll ist nur die Phase I, d. h. eine Trübung, die innerhalb von 3 Minuten auftritt, wenn man gleiche Mengen Liquor und heiß gesättigter Ammonsulfatlösung zusammengießt. Der positive Ausfall weist unbedingt auf eine organische Erkrankung des Zentralnervensystems hin. Phase I und Lymphozytose gehen durchaus nicht immer parallel; ich erinnere an die oft vorhandene Lymphozytose bei Lues II, bei der Phase I negativ ist. Der Nachteil der Reaktion ist, daß gerade die differentialdiagnostisch wertvollen Fälle die feinste Trübung bieten die oft nur schwer und nur von einem in der Beurteilung sehr Erfahrenen zu erkennen sind.

In neuerer Zeit hat Lange eine Reaktion angegeben, von der er sich eine besonders feine quantitative und qualitative Methodik der Eiweißuntersuchung verspricht.

Auf Veranlassung von Herrn Oberarzt Dr. Emanuel habe ich an unserem psychiatrischen Material diese „Goldsol-Reaktion" angestellt und die damit in Zusammenhang stehenden Fragen geprüft.

Lange war davon ausgegangen, eine der neueren bekannten kolloidchemischen Reaktionen zum Nachweis feinster Eiweißmengen auf serologisches Gebiet zu übertragen:

Goldsol, die empfindlichste aller kolloidalen Metallemulsionen, wird, wie alle Sole, durch Elektrolyte ausgeflockt. Der Vorgang ist ein physikalisch chemischer. Ein in kolloidale Lösung kommender Elektrolyt zerfällt in Kationen und Anionen. Diese treten je nachdem an die meist negativen Teilchen des Kolloids heran und entladen sie. Unter der Wirkung der Oberflächenkräfte lagern sich die entladenen Teilchen zu größeren Komplexen zusammen, die, der Schwerkraft folgend ausfallen. Diese Ausflockung bleibt nun aus, wenn zu der kolloidalen Lösung ein löslicher Eiweißkörper zugefügt wird, der als „Schutzkolloid" wirkt; und zwar genügen schon ganz minimale Mengen, die Ausflockung zu verhindern. Die Reaktion ist so scharf, daß wir mit dieser ausbleibenden Ausflockung das Vorhandensein allerkleinsten Eiweißmengen nachweisen können, noch geringerer, als uns die biologischen Methoden anzeigen. Szigmondy hat nun gezeigt, daß jedes Eiweiß einen charakteristischen Verdünnungsgrad hat, in dem es eben diesen „Goldschutz" geben kann. Er stellte so den Begriff der „Goldzahl" auf. Die Goldzahl gibt an, wieviel Milligramm des betreffenden Eiweißkörpers imstande sind, 5 ccm Goldsol gegen die Ausflockung durch 0,5 ccm einer 10%igen Kochsalzlösung zu schützen.

Lange versuchte nun, mit Hilfe dieser Methode, der Goldsolausfällung, Unterschiede zwischen normalen und luetischen Seren zu finden. Da die Versuche zu keinem Ziele führten, ging er zu Untersuchungen der Zerebrospinalflüssigkeit über, zuerst auch ohne Erfolg, da er als Verdünnungsflüssigkeit destilliertes Wasser gebrauchte, in dem manche Eiweißarten, z. B. Globuline, ausfielen. Schließlich fand er als wichtigstes, daß man mit einer Verdünnungsflüssigkeit arbeiten müsse, die einerseits möglichst salzarm sein müsse, um nicht durch eigenen Salzgehalt auszuflocken, andererseits gerade so viel Salz enthielte, daß die Globuline in Lösung blieben. Als solches bewährte sich ihm $0,4\,^0/_0$ige Kochsalzlösung. Allerdings entsprachen die Resultate, die er erhielt, nicht den ursprünglichen Erwartungen. Er hatte gedacht, bei pathologischen Lumbalflüssigkeiten mit ihrem erhöhten Eiweißgehalt Goldschutz zu bekommen und erhielt statt dessen selbständige Ausflockung. Er formulierte schließlich seine Ergebnisse: stellt man sich eine Verdünnungsreihe her, indem man Liquor in abfallender Konzentration mit $0,4\,^0/_0$iger Kochsalzlösung mischt und versetzt die Mischung mit Goldsol, so läßt normaler Liquor das Goldsol in jeder Verdünnung unverändert, pathologischer hingegen flockt dasselbe aus und zwar in einer für bestimmte Erkrankungen charakteristischen Kurve. Die Ausflockung geht nämlich nicht der Konzentration parallel, sondern gruppiert sich um ein Maximum. Dieses liegt bei metaluetischen Erkrankungen etwa bei Verdünnungen von 1 zu 40 oder 1 zu 80, bei entzündlichen Veränderungen, wie Meningitis, in weit stärkeren Verdünnungsgraden. Ferner ist die Ausflockung auch bei verschiedenen Krankheiten verschieden intensiv. Die Stärke der Ausflockung erkennt man an der Farbe: Goldsol sieht purpurrot aus, bei geringer Ausflockung violett, bei stärkerer blau, bei völliger farblos. LANGE stellte Kurven auf, die nach seiner Meinung für bestimmte Krankheiten charakteristisch sind. Die Erklärung der Reaktion sah LANGE in qualitativen Differenzen in der Mischung der Eiweißkörper. Natürlich konnte er damit die merkwürdige Tatsache nicht aus der Welt schaffen, daß man von einer Eiweißreaktion gerade ein umgekehrtes Verhalten erwartet hätte. So setzte er sich gleich in Widerspruch zu SZIGMONDY; denn der Löwenanteil des Eiweißes auch im pathologischen Liquor gebührt wahrscheinlich den Globulinen und für diese gibt SZIGMONDY Goldschutz und eine bestimmte Goldzahl an, während LANGE meint, daß sie die Ausflockung bewirken. Schließlich nennt LANGE noch Albumosen, speziell Deuteroalbumosen schuldig an der Ausflockung, trotzdem nach ZALOZIECKI's Angaben Deuteroalbumosen noch gar nicht sicher nachgewiesen sind. Kurz, die theoretischen Unterlagen LANGE's sind wohl kaum haltbar und seine Ansicht, die Reaktion als Eiweißreaktion aufzufassen, wohl irrig. Zu diesem Resultat kamen auch seine Nachuntersucher. ZALOZIECKI faßt die Reaktion als Immunreaktion auf und vergleicht sie der PORGES'schen Luesreaktion mit Natrium glykocholicum. JÄGER und GOLDSTEIN erklären schließlich, es handele sich um keine chemische Reaktion, sondern, rein physikalisch, um die — schon vorher erwähnte — Zusammenballung von Ionen zu schwereren ausfallenden Bestandteilen. Was die Ursache der Zusammenballung ist, ob auch wieder ein elektrischer Vorgang, untersuchen sie nicht. So ist also eine Erklärung der Reaktion noch nicht gegeben.

Wir stellten die LANGE'sche Reaktion genau in der von ihm angegebenen, unten noch näher zu beschreibenden Form an unserem klinischen Material an. Ich berichte über die Ergebnisse von 25 Fällen. Bei jedem Fall wurde mindestens eine unabhängige Kontrolluntersuchung gemacht; geschildert werden nur Fälle mit identischer (soweit das möglich ist, siehe später) Kontrolle. Gleichzeitig wurden in unserem Laboratorium an allen von mir mit der LANGE'schen Reaktion untersuchten Fällen folgende Paralleluntersuchungen gemacht:

1. Wassermannsche Untersuchung im Blut.
2. Wassermannsche Untersuchung im Lumbalpunktat (nach HAUPTMANN bei 2,5 ccm Gesamtmenge ausgewertet).
3. Zytodiagnostik im Punktat (Methode nach FUCHS-ROSENTAL).
4. Nonne-Appeltsche Reaktion.

Ferner noch andere Untersuchungen, deren Resultate EMANUEL demnächst veröffentlichen wird.

Die Schwierigkeit der LANGE'schen Reaktion liegt in der Herstellung des Goldsols. Wenn man sich vor Augen hält, welch minimale Beimengungen (Hundertstel von Milligrammen) schon Ausflockung ergeben, bekommt man einen Begriff, wie fast unerhört sauber man arbeiten muß, um jede fremde Beimengung zu vermeiden. Nur so erhält man ein von Ausflockung freies Goldsol, das allein zur Anstellung der Reaktion brauchbar ist. Diese Schwierigkeit der Goldsolherstellung betonen auch alle Nachuntersucher.

Die sonst in der Kolloidchemie übliche Metallsolherstellung ist die von BREDIG 1898 angegebene: stellt man unter Wasser mittels hoher Spannung zwischen den beiden Enden eines Metall(also hier Gold)drahtes einen elektrischen Lichtbogen her, so wird durch die Gewalt der Elektrizität an der Kathode das Metall so fein zerstäubt, daß es sich in kolloidaler Form durch die ganze Flüssigkeit verbreitet.

Die Methode ist einfach, nach ihr läßt sich Goldsol in großem Maßstabe herstellen. Es wäre sehr schön, wenn so fabrikmäßig hergestellte Goldsollösungen zur Reaktion brauchbar wären. Aber leider ist das nicht der Fall. Wir prüften das von Merck-Darmstadt hergestellte käufliche Goldsol und fanden, daß es weit weniger empfindlich war, als das von uns selbst gewonnene. Die Gegenüberstellung von käuflichem und von uns hergestelltem Goldsol ergab austitriert bei gleicher Konzentration der Goldlösung.

A. Käufliches Goldsol:	**B. Bei uns hergestelltes Goldsol:**
1 ccm Goldsol	1 ccm Goldsol
1 „ NaCl (20 %)	1 „ NaCl (2 %!!)
Ausflockung	Ausflockung
1 ccm Goldsol	1 ccm Goldsol
1 „ NaCl (20 %)	1 „ NaCl (2 %)
1 mg Pepton	0,005 mg Pepton
Goldschutz	Goldschutz

Also ungeheuer große Differenzen in der Empfindlichkeit.

Die chemische Herstellungsweise beruht auf einer Reduktion von Goldchlorid zu metallischem Gold. Alle Autoren, die die Herstellung versuchten, betonen die enorme technische Schwierigkeit. Zuerst SZIGMONDY. Seine Vorschrift war:

„In einem Jenenser Kolben von 300 × 500 ccm Inhalt werden 120 ccm reinstes destilliertes Wasser zum Sieden erhitzt. Dabei werden 25 ccm einer 0,6 %igen Goldchloridchlorwasserstofflösung hinzugefügt und 3,0 ccm reinste Pottasche (0,18 normal). Nach dem Aufkochen gieße man 3,5 ccm verdünntes Formalin schnell aber portionsweise dazu."

Das so hergestellte Goldsol muß, wenn brauchbar, eine ganz klare, sehr schöne purpurrote Farbe haben. Jede kleine blaue oder violette Nuance zeigt eine Ausflockung an und mindert, wie wir uns leider allzuoft überzeugen mußten, die Empfindlichkeit der Lösung. Also nur ganz klare dunkelrote Lösungen dürfen gebraucht werden, selbst der rauchige Oberflächenschimmer, dem JÄGER und GOLDSTEIN keine Bedeutung beimessen, kontraindiziert nach unseren Erfahrungen die Verwendung der Lösung.

Wie schwierig SZIGMONDY die Herstellung fand, sieht man aus den Angaben, die er über die notwendigen Utensilien macht. Außer den üblichen Forderungen, auf die wir noch zu sprechen kommen, verlangt er noch ganz spezielle Kautelen. Er arbeitet mit ganz besonderen Destillierapparaten, mit einem von Heräus in Hanau dazu konstruierten Silberkühler, mit silbernen Pipetten. LANGE, der ursprünglich nach der SZIGMONDY'schen Methode arbeitete, fand darin anscheinend solche Schwierigkeiten, daß er sie zu verbessern suchte. Dazu reduzierte er die zur Verwendung kommende Salzmenge. Ich zitiere seine Methode wörtlich, weil sie die übliche geworden ist und wir unser Goldsol auch nach ihr herstellten:

„Auf 100 ccm doppelt destilliertes Wasser gießt man 1 ccm 1%iges Goldchlorid und 1 ccm 2%ige Pottasche, darauf wird schnell aufgekocht und 1 ccm 1%iges käufliches Formol hinzugegeben."

LANGE stellt einen Liter Goldsol auf einmal her, nachdem er sich immer erst an einer Probe von 100 ccm von der Brauchbarkeit des Materials überzeugt hat.

Wir haben die LANGE'schen Vorschriften genau befolgt, peinlich sauber gearbeitet und trotzdem Wochen gebraucht, bis wir einigermaßen regelmäßig brauchbare Lösungen bekommen konnten. Ich will im einzelnen auf die notwendigen Vorsichtsmaßregeln eingehen.

1. Wasser.

Das käufliche Aqua destillata ist, wie auch LANGE hervorhebt, durchaus unbrauchbar, da es Salze gelöst hat. Zur Goldbereitung muß man immer frisch, also doppelt destilliertes Wasser nehmen. Der Destillierapparat soll weder Korken noch Gummi haben; doch auch das so erhaltene Wasser ist schon, wenn es einige Stunden gestanden hat, unbrauchbar. Mitunter erhält man allerdings auch mit gewöhnlichem Aqua destillata, ja mit Leitungswasser hochrote Lösungen, aber das ist Zufall und nur dadurch möglich, daß sich ausflockende Elektrolyte und Schutzkolloide gerade einmal im Gleichgewicht hielten oder letztere überwogen. Diese Lösungen sind, wie wir uns überzeugten, nicht empfindlich genug.

2. Reagenzien.

Als reine Präparate nennen wir (konform mit LANGE)

Aurum chloratum crystallisatum (MERCK).

Kalium purissimum (MERCK), als einzige, mit denen uns die Lösungen gelangen. Zur Herstellung der Verdünnung nimmt man das frisch destillierte Wasser. Als Formalinlösung bewährte sich uns 1%iges Formaldehyd solut. (KAHLBAUM), wohl das säureärmste der käuflichen Präparate, mit anderem Formalin bekamen wir rosarote Lösungen, die erst allmählich nachdunkelten und sich auch als unbrauchbar erwiesen. Es ist dann schwer, gleich zu entscheiden, ob die betreffende Lösung geeignet ist. Uns bewährte sich da — und ich glaube den Weg empfehlen zu können — jede Goldsollösung mindestens 24 Stunden ruhig stehen zu lassen und erst dann zu brauchen. Reine Goldemulsion bleibt in praktisch in Frage kommender Zeit (wir beobachteten es bis zu 7 Wochen) absolut unverändert. Schlechte Lösungen sind nach 24 Stunden immer deutlich an Farbe und Unklarheit zu erkennen.

3. Gläser.

Der gesamte Destillierapparat, die Aufbewahrgefäße, die Gläser, in denen gekocht wird, müssen, wie auch LANGE angibt, aus Jenenser Glas sein. Nur dieses kann absolut alkalifrei gemacht werden. Die Herstellung gelingt am besten in Bechergläsern, nicht in Kolben. Der Grund ist wohl, daß das Formalin oxydiert, als Kohlensäure entweicht und die Reaktion nur vor sich geht, wenn die Kohlensäure fort ist, was durch den engen Kolbenhals nicht so flink ginge. Und nun das Schwierigste, die Reinigung:

Alle zur Verwendung kommenden Gläser, Pipetten usw. reinigten wir nach folgendem Schema. Wir erweitern damit noch LANGE's Vorschriften, weil selbst seine subtile Exaktheit noch Verunreinigungen übersieht.

1. Mechanische Reinigung.
2. Reinigen mit einem Chromsäure-Schwefelsäuregemisch, um völlig alkalifrei zu machen.
3. Aqua destillata.
4. Frisch destilliertes Wasser.
5. Alkohol.
6. Äther.

Die Gläser müssen mit den Flüssigkeiten energisch durchgeschüttelt werden. Die so gereinigten Sachen kommen in trockene Wärme, etwa in den Brutschrank und dürfen nur gebraucht werden, wenn sie absolut lufttrocken sind.

Eine große Schwierigkeit bietet dann die Beurteilung des Zeitpunktes, in dem man das Formalin zusetzen muß. Die Reaktion geht erst bei Siedehitze vor sich, also hüte man sich, schon bei der ersten Blasenbildung die Flamme zu entfernen. Bei zu langem Kochen andererseits zerfällt das instabile Goldchlorid und fällt schon vor Formalinzusatz als Niederschlag aus. Man muß sich also eine gewisse Routine aneignen in dieser genauen Bestimmung des richtigen Zeitpunktes. Es ist der Augenblick, in dem die kochende Flüssigkeit gerade anfängt, rosa Farbentöne zu zeigen.

Kurz, zur Herstellung der Goldlösung gehört sehr viel Zeit, Routine und peinlich sauberes Arbeiten. Diese Schwierigkeit betonen alle Nachuntersucher. In besonders krasser Weise JÄGER und GOLDSTEIN, die geradezu meinen, mit zunehmender Erfahrung hätten sich ihre Mißerfolge gesteigert. Selbst EICKE, sonst ein begeisterter Anhänger LANGE's, scheint in der Goldsolherstellung wenig glücklich gewesen zu sein. Ich glaube das daraus schließen zu können, daß er eine eigene Modifikation angibt, anscheinend als Resultat einer langen Versuchsreihe. Diese hätte er wohl kaum ausgeführt, wenn er nach LANGE's Vorschrift Goldsol erhalten hätte. Denn eine Vereinfachung ist seine Methode sicher nicht. Er gießt zu einem Liter frisch destilliertem Wasser 10 ccm Goldchlorid (1 $^0/_0$) und 5 ccm Traubenzuckerlösung (5 $^0/_0$), kocht auf, gießt tropfenweise 5 $^0/_0$ige Pottaschelösung hinzu, bis die gewünschte tiefrote Farbe da ist. Wir konnten uns von der Verbesserung in seiner Methodik nicht überzeugen. Wir erhielten stets eine schmutzig-braune Flüssigkeit, gaben daher die Versuche auf, da anscheinend auch dazu erst größere Routine notwendig war. Wir blieben also bei LANGE's Angaben. Aber selbst bei größter Erfahrung und peinlichst exakter Arbeitsmethode hat man nie eine Garantie für das Gelingen der Lösung. Mitunter kommen ganz unerwartete und geradezu unerklärliche Fehlschläge vor. Nach Herstellung des Goldsols konnten wir dann zur Reaktion selbst übergehen. Ich zitiere ihre Technik wieder wörtlich nach LANGE:

> „Nicht bluthaltiger Liquor wird mit 0,4 $^0/_0$iger steriler Kochsalzlösung auf ein Zehntel verdünnt. Zur Herstellung der Kochsalzlösung empfiehlt sich doppelt destilliertes Wasser, ist aber nicht unbedingt erforderlich. Man stellt dann eine Verdünnungsreihe her, indem man in eine Reihe Röhrchen je 1 ccm der Kochsalzlösung gibt. In das erste Röhrchen gießt man 1 ccm Liquor 1 : 10, in das zweite 1 ccm Liquor 1 : 10 und 1 ccm NaCl, man erhält dann 2 ccm Liquor 1 : 20. Nach Durchmischen gibt man 1 ccm in das dritte Röhrchen, in dem sich 1 ccm NaCl befindet und so fort. Man erhält so eine Verdünnungsreihe 1 : 10, 1 : 20, 1 : 40 und setzt sie bis 1 : 40000 fort. Enthält nun jedes der Röhrchen 1 ccm des fortlaufend verdünnten Liquors, so gibt man 5 ccm Goldsol zu und schüttelt jedes Röhrchen sofort um. Damit ist die Reaktion beendet.“

Zur Technik möchte ich noch bemerken: Da wir jede Reaktion doppelt ansetzten, brauchten wir also zu jedem Versuch 24 Reagenzgläser. Jedes einzige muß ganz genau — wir haben das systematisch durchprobiert — nach der vorhin bei der Goldsolherstellung angegebenen Weise gereinigt werden. Selbst wenn man die Gläser in einem mit Chromsäure-Schwefelsäure gefüllten Napf aufbewahrt, braucht man so zur Vorbereitung eines Versuches, wohl gemerkt eines einzigen, etwa $2^1/_2$ Stunden. Denn dem Personal wird man natürlich diese Reinigung nicht übergeben, von deren systematischer Exaktheit das Gelingen der Reaktion abhängt. Ich empfehle übrigens, die $0{,}4\,^0/_0$ige Kochsalzlösung, wie wir es machten, zu jedem Versuch frisch herzustellen und zwar nur mit frisch destilliertem Wasser. Natürlich zieht das die Vorbereitungen noch mehr in die Länge.

Am besten läßt man den fertigen Versuch, wie LANGE angibt, über Nacht stehen und betrachtet bei Tageslicht. Die charakteristischen Färbungen sind nur bei diffusem Tageslicht, weder in der Sonne, noch bei künstlichem Licht erkennbar.

Ich gehe jetzt zu den Fällen über. Die Ergebnisse trug ich nach LANGE's Vorschlag in Felder ein. Abszissen sind die Verdünnungsreihen, Ordinaten die Farbenabstufungen zwischen rot, das ist unveränderter Lösung, und weiß, das ist völliger Ausflockung. Differente Kontrollproben sind punktiert eingezeichnet. Ich glaube, daß Differenzen bis zu einem, auch zwei Gläschen durchaus möglich und bei aller uns erreichbaren Exaktheit unvermeidlich sind.

Trotz aller Sauberkeit kam es doch vor, daß eins der Reagenzgläser ungenügend gereinigt war und selbständig Ausflockung oder Goldschutz gab. Man erkennt das meist daran, daß die Kurve ganz plötzlich einen paradoxen Sprung machte, mitten unter roten Gläsern eins violett oder weiß, oder mitten unter ausgeflockten eins rot war. Betrachtung des Kontrollversuches ergab meist die Ursache.

Charakteristisch war mein Befund in Paralysefällen. Sie ergaben alle eine Ausflockung bis zu den höchsten Graden. Die sechs von uns durchgearbeiteten Fälle stimmten alle mit folgendem etwa überein (s. Tabelle I):

Typisch für die Paralysenkurve ist die extreme Ausflockung schon bei Verdünnungen 1 : 10, das Abfallen bei sinkender Konzentration. Die Vermutung lag nahe, daß dem analog bei erhöhter Konzentration erst recht maximale Ausflockung sein würde. Das bestätigte sich nicht. Unverdünnter Liquor flockte nicht aus. Bei Verdünnung 1 : 2 differierten die Resultate, erst bei Verdünnung 1 : 5 bekamen wir regelmäßige Ausflockung. Also kein Grund, LANGE's Versuchsanordnung zu ändern. Die Paralysenkurve fiel immer ähnlich aus. Differenzen zwischen reiner und Taboparalyse oder Unterschiede je nach der klinischen Schwere der Zustandsbilder konnten wir nicht entdecken. Über einen der Fälle muß ich noch ein paar Worte sagen (s. Tabelle II):

Also bei einem klinisch ganz zweifelsfreien Paralytiker ein fast durchweg negativer, sonst so äußerst seltener Befund, sowohl Zellen, als auch Wassermann negativ, merkwürdig vor allem der negative Wassermann im Punktat; nur Phase I war positiv. Und hierbei nun eine ganz typische Paralysenkurve.

Tabelle I.

Datum: Januar 1914.

Name: Dr. S.
Diagnose: Paralyse.

Langesche Reaktion:

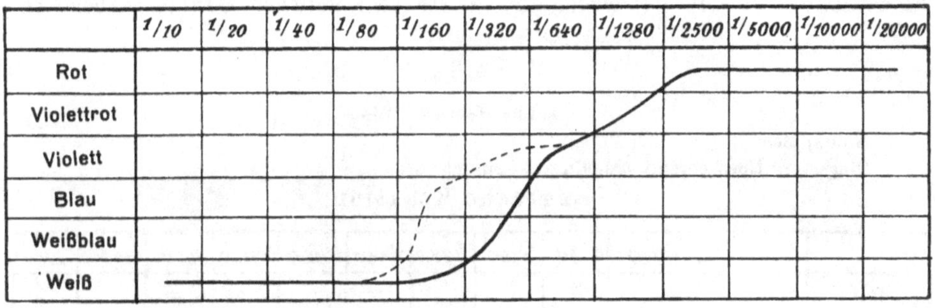

Wassermann: 1. Blut: **positiv.** 2. Spinalflüssigkeit: 0,1 **negativ**
0,3 ±
0,5 **positiv.**

Nonne-Apelt: Phase I positiv.
Zellen: 16 Zellen, 2 Gitterzellen, 1 geschwänzter Lymphozyt.
Besonderes: Kurz vorher intensiv mit Salvarsan, Quecksilber und Jodkali behandelt.

Tabelle II.

Datum: Januar 1914.

Name: S.
Diagnose: Paralyse.

Langesche Reaktion:

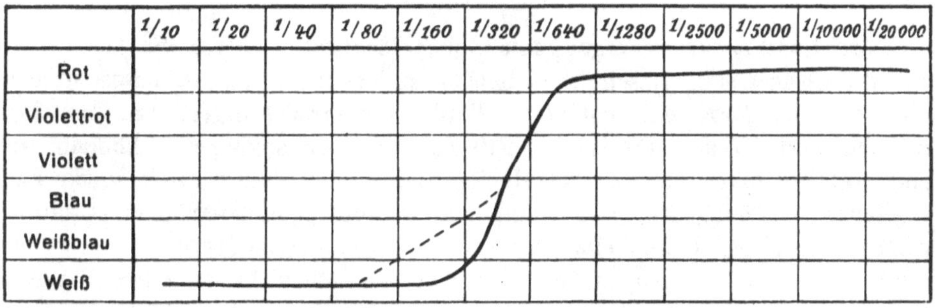

Wassermann: 1. Blut: negativ. 2. **Spinalflüssigkeit:** 0,1 **negativ**
0,3 „
0,5 „

Nonne-Apelt: Phase I positiv.
Zellen: 0.
Besonderes: Klinisch klassische Paralyse, Lues zugegeben, wiederholt behandelt.

Während wir also mit unseren Ergebnissen an Paralytikern zufrieden sein konnten, haben sich unsere anderen Erwartungen alle nicht bestätigt. Vor allem, was die Lues cerebri betrifft. Wir hatten gehofft, bei der oft so schwierigen

Differentialdiagnose zwischen Paralyse und Lues cerebri durch die Reaktion differentialdiagnostische Hinweise zu bekommen. Das war nicht der Fall. Die Kurve der Lues cerebrospinalis ist dieselbe wie die Paralysenkurve. Wir konnten auch nicht, wie Jäger und Goldstein angeben, finden, daß bei Paralyse sofort ein Farbenumschlag eintrat, bei Lues cerebri erst nach Stunden. In einem Falle beobachteten wir ein Abweichen der Kurve vom üblichen Bau (s. Tabelle III).

Tabelle III.

Datum: Februar 1914.

Name: Sch.
Diagnose: Lues cerebr. (Meningitis gummosa).

Langesche Reaktion:

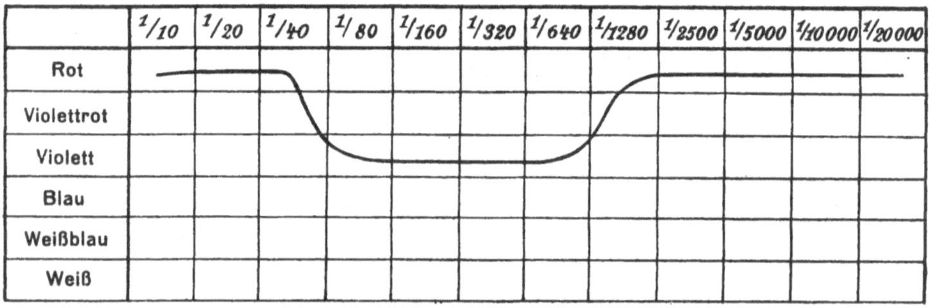

Wassermann: 1. Blut: positiv. 2. Spinalflüssigkeit: 0,1 negativ
0,3 „
0,5 positiv

Nonne-Apelt: Phase I positiv (schwach).
Zellen: 22 Lymphozyten.
Besonderes: —

Der Kontrollversuch ergab eine völlig identische Kurve. So hatten wir hier ein einziges Mal typisch jene „Rechtsverschiebung“, von der Lange spricht. Bei ihr soll das Maximum in stärkeren Verdünnungsgraden liegen. Ein Charakteristikum nach Lange für nicht luetische Serumbeimengungen. Ähnlich wie unsere obige Kurve sieht Lange's Meningitiskurve aus, doch trotzdem unser Fall klinisch als „Meningitis“, freilich mit dem Beiwort „gummosa“ geführt wurde, glauben wir nicht, in ihm eine Stütze für die Lange'sche Hypothese zu sehen. Denn um uns zu überzeugen, ob wirklich bei Zusatz nicht luetischen Eiweißes das Maximum nach rechts wandert, setzten wir bei einigen Fällen anderes Eiweiß zu (einmal Peptonlösung, einmal Serum eines Gesunden). Von einer Rechtsverschiebung haben wir nie etwas gesehen. Leider waren unsere Fälle nicht geeignet, auf diese Frage genauer einzugehen.

In sechs Fällen erhielten wir eine völlig negative Kurve. Die Lösung blieb in allen Verdünnungen gleichmäßig rot. Es handelt sich um zwei Fälle von chronischem Alkoholismus, eine Epilepsie, drei Dementia praecox. Bei allen Wassermann, Nonne-Apelt, Zellbefund negativ. Schon hierbei hatte ich mitunter in den Kontrollen geringere Ausflockung. Bei Verdünnungen 1:40, 1:80 usw.

ganz wenig violetten Timbre, nur dem schon daran gewohnten Beobachter erkennbar. Ich glaube, diese kleinen Ausflockungen, auf die ich gleich genauer zu sprechen komme, hier vernachlässigen zu dürfen.

Und nun das schwierigste Kapitel, die kleinen oder fraglichen Ausflockungen. In 10 Fällen, also zwei Fünftel aller Fälle, erhielt ich diese Kurven, mit denen ich nichts anzufangen weiß. Meist flockten sie von 1 : 20 bis 1 : 260 aus und — das ist das Gemeinsame bei allen — immer nur ein wenig, höchstens bis zum Violett. Die Kontrollen waren entweder identisch oder ganz ähnlich. Es handelt sich um eine Neurasthenie, zwei Dementia praecox, zwei Manisch-Depressive, einen chronischen Alkoholismus, eine Epilepsie, eine Imbezillität, eine Hirnembolie, zwei traumatische Neurosen. In allen diesen Fällen sagt uns die Kurve nichts. Nehmen wir an, daß es sich wirklich um ein Anzeichen pathologischer Prozesse handelt, dann hätten wir allerdings in der Kurve einen unglaublich feinen Indikator. Aber das anzunehmen, fehlt uns jede Veranlassung. Denn bei Dementia praecox, Epilepsie, chronischem Alkoholismus hatten wir ja auch, wie erwähnt, ganz negative Kurven. Und mit klinischen Erscheinungen, etwa Ausflockung bei schweren Fällen, sahen wir gar keinen Zusammenhang. Ich will zwei dieser Fälle hier mitteilen (s. Tabelle IV).

Tabelle IV.

Datum: Februar 1914.

Name: H.
Diagnose: Imbezillität.

Langesche Reaktion:

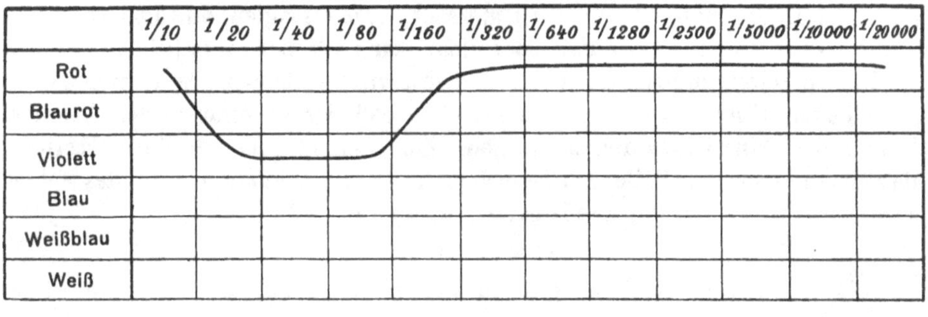

Wassermann: 1. Blut: negativ. 2. Spinalflüssigkeit: negativ.
Nonne-Apelt: negativ.
Zellen: 0.
Besonderes: —

Also bei ganz negativen Befunden diese Ausflockung. Am nächsten liegt natürlich, an Unsauberkeit der Reagenzgläser zu denken, die trotz aller Peinlichkeit passieren könnte. Das scheint uns auch das Wahrscheinlichste. Immerhin spricht dagegen, daß die Kontrolle identisch ausfiel. Ein zweiter Fall war ähnlich (s. Tabelle V).

Tabelle V.

Datum: Februar 1914.

Name: L.

Diagnose: Schädelbasisfraktur mit nachfolgend psychischer Störung.

Langesche Reaktion:

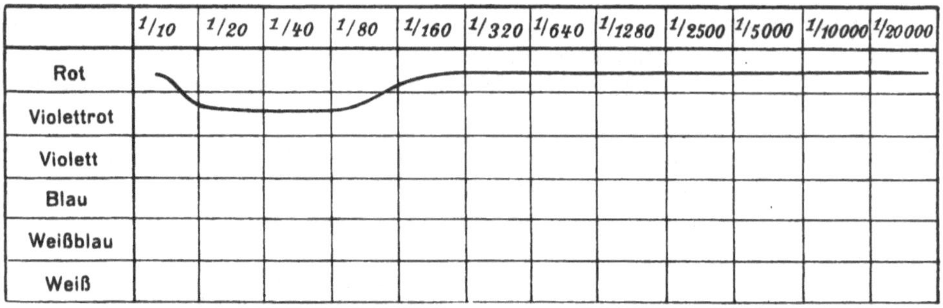

Wassermann: 1. Blut: negativ. 2. Spinalflüssigkeit: negativ.
Nonne-Apelt: negativ.
Zellen: 0.
Besonderes: Keine Erythrozyten. Punktat leicht gelblich verfärbt.

Der Fall ist besonders interessant. Eine extradurale Blutung war klinisch diagnostiziert worden. Im Punktat waren keine Erythrozyten, trotzdem war es leicht gelblich verfärbt. Es handelt sich um einen jener Fälle, die die Franzosen, die Förderer der Chromodiagnostik, so sehr beschäftigte. Sicard nennt die Farbe jaune-verdâtre, hält sie für charakteristisch für zerebrale extradurale Blutungen. Nach ihm ist sie ein Pigment, das aus dem Hämoglobin hervorgeht. Das Interessante ist, daß alle Untersuchungen versagten, nur die Lange'sche Kurve positiv ausfiel. Ob Zufall oder nicht, kann ich nicht entscheiden. Ebenso wie Lange selbst, müssen auch wir uns reserviert verhalten. Wir können diese zweifelhaften Kurven wohl registrieren, ohne daß wir es verantworten könnten, ihnen irgend eine Bedeutung beizulegen. Zum Schluß gebe ich einen Überblick über die untersuchten Fälle (ich bezeichne die Paralysenkurve mit +, das Fehlen jeder Ausflockung mit —, zweifelhafte Kurven mit ±):

Zusammenfassung.

Die Lange'sche Reaktion gibt in Fällen von Paralyse, Tabes und Lues cerebri Kurven von oben beschriebenem Bau. Bei den Fällen ohne luetische Ätiologie haben wir negative oder doch von obigen differente Kurven erhalten. Alle Kurven, die nur bis zur Violettfärbung ausgeflockt sind, sind vorläufig nicht verwertbar.

Einen Unterschied der maximalen Ausflockung bei verschiedenen Verdünnungsgraden, der typisch für bestimmte Affektionen wäre, konnten wir nicht feststellen.

Die Vorbereitung der Reaktion ist technisch umständlich und erfordert einen Zeitaufwand, der in keinem Verhältnis zum Werte der erhaltenen Resultate steht. Die Reaktion wird daher, so interessant sie theoretisch ist, in der bis jetzt bekannten Form kaum eine praktische Bedeutung erlangen.

Tabelle.

Nr.	Name	Klinische Diagnose	LANGE's Reaktion	Wasserm. (Blut)	Wasserm. Punktat	Nonne Apelt	Zellbefund	Besonderes
1	N.	Alcoholismus chron.	—	—	—	—	6 Lymphozyten	Nie Lues gehabt
2	K.	Paralyse	+	+	+	+	12	
3	W.	Epilepsie	—	—	—	—	1	
4	B.	Lues cerebri	+	+	0,1 } 0,3 } neg. 0,5 pos.	+	2	
5	Sch.	Meningitis gummosa	+	+	0,1 neg. 0,3 „ 0,5 pos.	+ schwach	22	s. Arbeit
6	H.	Imbezillität	+	—	—	—	0	„
7	W.	Lues cerebri	+	+	+	+	4	
8	B.	Embolischer Ponsherd, bei Schwangerschaft vor 6 Jahren entstanden	±	—	—	—	0	Lues negiert; kein Anhalt dafür
9	L.	Schädelbasisfraktur. Blutung. Psych. Stör.	±	—	—	—	0	s. Arbeit
10	S.	Paralyse	+	—	—	+	0	„
11	Dr. S.	Paralyse	+	+	0,1 neg. 0,3 „ 0,5 pos.	+	16	„
12	M.	Traumatische Neurose	±	—	—	—	0	
13	v. W.	Hysterie	±	—	—	—	0	Versuche 3 mal wiederholt, immer wieder bei Verdünnung $^1/_{40}$, $^1/_{80}$, $^1/_{160}$. Ausflockung
14	L.	Dementia praecox	—	—	—	—	0	
15	B.	Alcoholismus chron.	±	—	—	—	0	
16	G.	Neurasthenie (Hebephrenie?)	±	—	—	—	0	
17	P.	Paralyse	+	+	+	+		Punktat reichte nicht zur Zellzählung
18	B.	Epilepsie und Demenz	±	—	—	—	1	
19	B.	Melancholie (Katatonie?)	±	—	—	—	5	Vor wenigen Tagen war sie aus dem 4. Stockwerk auf den Hof gesprungen ohne besonderen Schaden zu nehmen
20	F.	Paralyse	+	+	+	+	22	Einige Erythrozyten. Kurve typisch nicht nach r. verschoben
21	B.	Paralyse	+	+	+	+	12	
22	H.	Dementia praecox	—	—	—	—	2	
23	G.	Dementia praecox	±	—	—	—	1	
24	H.	Alcoholismus chron.	—	—	—	—	3	3 Erythrozyten
25	K.	Dementia praecox	—	—	—	—	1	

Literatur.

1. ABRAHAM und ZIEGENHAGER, Über zytodiagnostische Untersuchungen bei Dementia paralytica. Centralbl. f. Nervenheilkunde u. Psychiatrie. 1904.

2. BALOGH, Beiträge zur Bestimmung des diagnostischen Wertes des Liquor cerebrospinalis. Wiener med. Wochenschrift. 1906. Nr. 8.

3. DÉCOUBAIX, Die Lumbalpunktion in der Psychiatrie. Ref. im Neurol. Centr. 1905.

4. EICKE, Die Goldsolreaktion im Liquor cerebrospinalis. Münchener med. Wochenschrift. 1913. Nr. 49.

5. EICHELBERG und PFÖRTNER, Die praktische Verwertbarkeit der verschiedenen Untersuchungsmethoden des Liquor cerebrospinalis für die Diagnostik der Nerven- und Geisteskrankheiten. Monatsschrift f. Psychiatrie u. Neurologie. 1909. Juni. H. 6.

6. FUCHS-ROSENTHAL, Physikalisch-chemische, zytologische und anderweitige Untersuchungen der Zerebrospinalflüssigkeit. Wiener med. Presse. 1904. Nr. 44.

7. GRULEE and MOODY, Langes Colloidal Goldchlorid test of the cerebrospinal fluid. Journal of the American medical Association. LXI. 1913. Nr. 1.

8. GUILLAIN et PARAND, Sur la présence d'albumines coagulables par la chaleur dans le liquide céphalo-rhachidien des paralytiques généraux. Revue neurol. 1903. S. 406.

9. HAUPTMANN, Die diagnostische Bedeutung der Lumbalpunktion. Halle 1913.

10. HENKEL, Untersuchungen der Zerebrospinalflüssigkeit bei Nerven- und Geisteskrankheiten. Archiv f. Psychiatrie. 1907. S. 327.

11. W. HERZ, Physikalische Chemie als Grundlage der analytischen Chemie. Stuttgart 1907.

12. JÄGER und GOLDSTEIN, Die Goldsolreaktion. Zeitschrift f. d. ges. Neurologie u. Psychiatrie. XVI. H. 1 u. 2.

13. KLIEN, Zur Bewertung der Porgesschen Reaktion für die Diagnose der progessiven Paralyse. Monatsschrift f. Psychiatrie u. Neurologie. XXVI. 1909. Ergänzungsh.

14. KUTNER, Über den diagnostischen Wert der Lumbalpunktion für die Psychiatrie. Monatsschrift f. Psychiatrie u. Neurologie. 1905. H. 6.

15. CARL LANGE, Über die Ausflockung von Goldsol durch Liquor cerebrospinalis. Berliner klin. Wochenschrift. 1912. Nr. 19.

16. CARL LANGE, Die Ausflockung kolloidalen Goldes durch Zerebrospinalflüssigkeit bei luetischen Affektionen des Zentralnervensystems. Zeitschrift f. Chemotherapie u. verwandte Gebiete. I. H. 1. Sonderabdruck.

17. E. MEYER, Untersuchung des Liquor cerebrospinalis bei Geistes- und Nervenkrankheiten. Archiv f. Psychiatrie. 1907. S. 971.

18. E. MEYER, Über zytodiagnostische Untersuchung des Liquor cerebrospinalis. Berliner klin. Wochenschrift. 1904. Nr. 5.

19. NISSL, Bedeutung der Lumbalpunktion für die Psychiatrie. Centralblatt f. Nervenheilkunde u. Psychiatrie. 1904. S. 225.

20. NONNE, Syphilis und Nervensystem.

21. NONNE-APELT, Über fraktionierte Eiweißausfällung in der Spinalflüssigkeit. Archiv f. Psychiatrie. 1908. S. 433.

22. QUINCKE, Über Lumbalpunktion. Deutsche Klinik. VI. Abtlg. 1.

23. REICHMANN, Wert und Gefahren der Lumbalpunktion. Zeitschrift f. d. ges. Neurologie u. Psychiatrie. 1912. S. 581.

24. SCHÖNBORN, Zytodiagnostik des Liquor cerebrospinalis. Neurolog. Centralbl. 1913.

25. SICARD, Chromodiagnostic du liquide céphalo-rachidien dans les hémorrhagies du névraxe. Soc. de Biol. 1901. Ref. in Revue neurol. 1903.

26. SIEMERLING, Über den Wert der Untersuchung des Liquor cerebrospinalis für die Diagnose der Geistes- und Nervenkrankheiten. Berliner klin. Wochenschrift. 1904. Nr. 21.

27. SZIGMONDY, Zitiert nach CARL LANGE und W. HERZ.

28. ZALOZIECKI, Zur klinischen Bewertung der serodiagnostischen Luesreaktion nach Wassermann in der Psychiatrie nebst Bemerkungen zu der Untersuchung des Liquor cerebrospinalis. Monatsschrift f. Neurologie u. Psychiatrie. XXVI. 1909. Ergänzungsh.

29. ZALOZIECKI, Über den Eiweißgehalt der Zerebrospinalflüssigkeit. Deutsche Zeitschr. f. Nervenheilkunde. XLVII/XLVIII.

Lebenslauf.

Verfasser dieser Arbeit, geboren am 22. August 1889 als Sohn des Kaufmanns JOSEPH GLASER zu Gr.-Wartenberg (Schlesien), lebt seit 1895 in Berlin. Er ist mosaischen Glaubens. Er besuchte das Köllnische Gymnasium zu Berlin und erhielt dort Ostern 1908 das Reifezeugnis. Danach studierte er Medizin, ein Semester in Königsberg, sonst in Berlin. Das Vorexamen bestand er im Juli 1910, das Staatsexamen Juli 1913, beides in Berlin. Als Student arbeitete er praktisch unter den Herren Prof. P. STRASSMANN, Prof. UMBA, Dr. W. WOLFF, Prof. STRAUSS, Prof. BENDA, Prof. PELS-LEUSDEN. Von seinen akademischen Lehrern, denen er zu besonderem Dank verpflichtet ist, nennt er: Prof. STIEDA und HERRMANN in Königsberg, und in Berlin die Herren Prof. WALDEYER, H. VIRCHOW, BIER, HILDEBRAND, ORTH, LESSER, KRAUS, GOLDSCHEIDER, FRANZ, FLÜGGE, PASSOW, ZIEHEN, GREEFF, BRUGSCH. v. BERGMANN, STRASSMANN, BONHOEFFER, STÄHELIN, HIS.

Vor allem dankt er den Herren Dr. MAX und PAUL EDEL für die Überlassung des Materials und Herrn Oberarzt Dr. GUSTAV EMANUEL für die Anregung zu dieser Arbeit und seine liebenswürdige Förderung und Anteilnahme an derselben.

FSC
www.fsc.org
MIX
Papier | Fördert
gute Waldnutzung
FSC® C083411

Zeitfracht Medien GmbH
Ferdinand-Jühlke-Straße 7
99095 Erfurt, Deutschland
produktsicherheit@kolibri360.de